OLLA DE COCCION LENTA 2021

RECETAS FACILES PARA SORPRENDER A TU FAMILIA

GEORGINA BLANCO

Tabla de contenido

Cerdo Salado y Chorizo Mexicano

Este plato de cerdo con chiles también hace deliciosos tacos.

Sirve de 6 a 8

Chorizo mexicano
225 g / 8 oz de lomo de cerdo deshuesado, en cubos (2,5 cm / 1 pulgada)
2 tomates grandes, picados
1 cebolla morada pequeña, en rodajas
1 diente de ajo machacado
¼ de cucharadita de orégano seco
¼ de cucharadita de tomillo seco
1 hoja de laurel
1-3 jalapeños en escabeche u otros chiles medianamente picantes, finamente picados
1 cucharada de jugo de chile en escabeche
sal y pimienta negra recién molida, al gusto
225-350 g / 8-12 oz de arroz, cocido, caliente

Cocina el Chorizo Mexicano en una sartén mediana ligeramente engrasada a fuego medio hasta que se dore, desmenuzando con un tenedor. Combine el chorizo mexicano y los ingredientes restantes, excepto la sal, la pimienta y el arroz, en la olla de cocción lenta. Cubra y cocine a temperatura alta durante 4 a 5 horas. Desecha la hoja de laurel. Sazone al gusto con sal y pimienta. Sirve sobre el arroz.

Tacos de cerdo y chorizo

Puede envolver la mezcla en tortillas de harina blandas calentadas en lugar de tacos.

Sirve de 6 a 8

Chorizo mexicano

225 g / 8 oz de lomo de cerdo deshuesado, en cubos (2,5 cm / 1 pulgada)

2 tomates grandes, picados

1 cebolla morada pequeña, en rodajas

1 diente de ajo machacado

¼ de cucharadita de orégano seco

¼ de cucharadita de tomillo seco

1 hoja de laurel

1-3 jalapeños en escabeche u otros chiles medianamente picantes, finamente picados

1 cucharada de jugo de chile en escabeche

sal y pimienta negra recién molida, al gusto

1 cucharada de harina de maíz

2 cucharadas de agua

15 g / ½ oz de cilantro fresco picado

6 a 8 conchas para tacos

crema agria

lechuga iceberg rallada

Cocina el Chorizo Mexicano en una sartén mediana ligeramente engrasada a fuego medio hasta que se dore, desmenuzando con un tenedor. Combine el chorizo mexicano y los ingredientes restantes, excepto la sal, la pimienta, la harina de maíz, el agua, el cilantro, los tacos, la crema agria y la lechuga, en la olla de cocción lenta. Cubra y cocine a temperatura alta durante 4 a 5 horas. Al final del tiempo de cocción, deseche la hoja de laurel y sazone al gusto con sal y pimienta. Encienda el fuego a Alto y cocine por 10 minutos. Agregue la harina de maíz y el agua combinados, revolviendo durante 2-3 minutos. Agrega el cilantro. Sirva en tacos calientes y crujientes, cubriendo con crema agria y lechuga rallada.

Cerdo con Patata y Col

Sirva este robusto plato de cerdo sobre fideos o arroz.

Para 4 personas

450 g / 1 lb de lomo de cerdo magro deshuesado

400 g / 14 oz de tomates en lata

225 g / 8 oz de salsa de tomate preparada

225 g / 8 oz de repollo, en rodajas finas

350 g / 12 oz de papas, peladas y cortadas en cubos

1 cebolla grande, finamente picada

2 dientes de ajo machacados

1 cucharada de azúcar morena

2 cucharaditas de vinagre balsámico

2 cucharaditas de tomillo seco

1 hoja de laurel

sal y pimienta negra recién molida, al gusto

Combine todos los ingredientes, excepto la sal y la pimienta, en la olla de cocción lenta. Tape y cocine a temperatura baja durante 6 a 8 horas. Desecha la hoja de laurel. Sazone al gusto con sal y pimienta.

Cerdo y chucrut

Esta cazuela de inspiración alemana se sirve mejor en tazones poco profundos con panecillos de centeno crujientes para acompañar.

Para 4 personas

450 g / 1 lb de lomo de cerdo magro deshuesado, en cubos (2 cm / ¾ in)

400 g / 14 oz lata de tomates picados

450 g / 1 libra de chucrut, escurrido

350 g / 12 oz de papas cerosas, en rodajas finas

1 cebolla grande, finamente picada

1 cucharadita de semillas de alcaravea

120 ml de crema agria

1 cucharada de harina de maíz

sal y pimienta negra recién molida, al gusto

Combine todos los ingredientes, excepto la crema agria, la harina de maíz, la sal y la pimienta, en la olla de cocción lenta. Tape y cocine a temperatura baja durante 6 a 8 horas. Agregue la crema agria y la harina de maíz combinadas, revolviendo durante 2 a 3 minutos. Sazone al gusto con sal y pimienta.

Cerdo Finlandés con Remolacha y Fideos

Este plato escandinavo es colorido y delicioso.

Para 4 personas

450 g / 1 lb de lomo de cerdo magro deshuesado, en cubos (5 cm / 2 pulgadas)

250 ml / 8 fl oz de caldo de res

3 cucharadas de vinagre de sidra

2 cebollas picadas

1½ cucharadita de rábano picante a la crema

½ cucharadita de tomillo seco

450 g / 1 libra de remolacha cocida, en cubos

2 cucharaditas de harina de maíz

50 ml / 2 fl oz de agua fría

sal y pimienta negra recién molida, al gusto

225 g / 8 oz de fideos de huevo, cocidos, calientes

Combine todos los ingredientes, excepto la remolacha, la harina de maíz, el agua, la sal, la pimienta y los fideos, en la olla de cocción lenta. Tape y cocine a temperatura baja durante 6 a 8 horas. Agregue los cubos de remolacha, suba el fuego a Alto y cocine por 10 minutos. Agregue la harina de maíz y el agua combinados, revolviendo durante 2-3 minutos. Sazone al gusto con sal y pimienta. Sirve sobre los fideos.

Cerdo a la Alemana

Sirva este plato sobre fideos o con gruesas rebanadas de pan de centeno tibio.

Para 4 personas

450 g / 1 libra de lomo de cerdo deshuesado, en cubos (2,5 cm / 1 pulgada)

250 ml de sidra

2 cebollas picadas

150 g / 5 oz de nabo, en cubos

275 g / 10 oz chucrut, escurrido

350 g / 12 oz de papas, peladas y en rodajas finas

2 hojas de laurel

1½ cucharada de azúcar morena

2 manzanas medianas, peladas y en rodajas

50 g / 2 oz de guisantes congelados, descongelados

sal y pimienta negra recién molida, al gusto

Combine todos los ingredientes, excepto las manzanas, los guisantes, la sal y la pimienta, en la olla de cocción lenta. Tape y cocine a temperatura baja durante 6 a 8 horas, agregando las manzanas y los guisantes durante los últimos 30 minutos. Desecha las hojas de laurel. Sazone al gusto con sal y pimienta.

Jamón con Guisantes y Garbanzos

Sirve este plato de jamón, legumbres y quimbombó con pan de maíz con chile asado.

Para 6

12-450 g / 1 libra de jamón horneado, en cubos

400 g / 14 oz de tomates en lata

400 g / 14 oz lata de garbanzos, escurridos y enjuagados

400 g / 14 oz lata de guisantes de ojo negro, escurridos y enjuagados

1 cebolla picada

2 dientes de ajo machacados

1 cucharadita de mejorana seca

1 cucharadita de tomillo seco

¼ de cucharadita de salsa tabasco

275 g / 10 oz de espinacas congeladas, descongeladas y escurridas

225 g / 8 oz de okra, recortada y cortada en trozos

sal y pimienta negra recién molida, al gusto

Combine todos los ingredientes, excepto la espinaca, la okra, la sal y la pimienta, en la olla de cocción lenta. Tape y cocine a temperatura alta durante 4-5 horas, agregando las espinacas y la okra durante los últimos 30 minutos. Sazone al gusto con sal y pimienta.

Jamón y Pimientos con Polenta

El método de microondas para cocinar polenta elimina la constante agitación necesaria cuando se prepara polenta en la encimera. También puedes hacerlo en una olla de cocción lenta.

Para 4 personas

225 g / 8 oz de bistec jamón, en cubos

400 g / 14 oz lata de tomates picados

½ pimiento verde picado

½ pimiento rojo picado

½ pimiento amarillo picado

1 cebolla picada

1 diente de ajo machacado

1 hoja de laurel

1–1½ cucharadita de condimento de hierbas italianas secas

sal y pimienta negra recién molida, al gusto

Polenta de microondas

2 cucharadas de queso parmesano recién rallado

Combine todos los ingredientes, excepto la sal, la pimienta, la polenta para microondas y el queso parmesano, en la olla de cocción lenta. Cubra y cocine a temperatura alta durante 4 a 5 horas. Desecha la hoja de laurel. Sazone al gusto con sal y pimienta. Sirva sobre polenta para microondas y espolvoree con queso parmesano.

Salchicha Ahumada con Frijoles

Sirva esta abundante cazuela de invierno sobre fideos o arroz, con pan de suero de leche tibio.

Para 8 porciones

450 g / 1 libra de salchicha ahumada, rebanada (2 cm / ¾ in)

2 latas de 400 g / 14 oz de frijoles rojos, escurridos y enjuagados

400 g / 14 oz lata de frijoles cannellini, escurridos y enjuagados

2 latas de 400 g / 14 oz de tomates picados

120 ml / 4 fl oz de agua

3 cebollas picadas

½ pimiento verde picado

2 dientes de ajo machacados

½ cucharadita de tomillo seco

½ cucharadita de salvia

1 hoja de laurel

sal y pimienta negra recién molida, al gusto

Combine todos los ingredientes, excepto la sal y la pimienta, en una olla de cocción lenta de 5.5 litros / 9½ pinta. Cubra y cocine a temperatura alta durante 4 a 5 horas. Desecha la hoja de laurel. Sazone al gusto con sal y pimienta.

Calabaza con Salchicha Ahumada

La salchicha ahumada agrega un gran sabor a esta cazuela gruesa y rica en vegetales.

Para 4 personas

225 g / 8 oz de salchicha ahumada, rebanada (2 cm / ¾ in)

400 g / 14 oz de tomates en lata

120 ml / 4 fl oz de caldo de res

700 g / 1½ lb de butternut u otra calabaza de invierno, pelada, sin semillas y en cubos (2 cm / ¾ in)

1 cebolla, cortada en gajos finos

100 g / 4 oz de guisantes congelados, descongelados

sal y pimienta negra recién molida, al gusto

175 g / 6 oz de arroz integral, cocido, caliente (opcional)

Combine todos los ingredientes, excepto los guisantes, la sal, la pimienta y el arroz, en la olla de cocción lenta. Tape y cocine a temperatura alta durante 4-6 horas, agregando los guisantes durante los últimos 20 minutos. Sazone al gusto con sal y pimienta. Sirva sobre arroz integral, si lo desea.

Risotto de salchicha italiana y verduras

Podrías usar salchichas sin carne para hacer de este un risotto apto para vegetarianos.

Para 4 personas

750 ml / 1¼ pintas de caldo de verduras

1 cebolla pequeña picada

3 dientes de ajo machacados

75 g / 3 oz de champiñones marrones o de botón, en rodajas

1 cucharadita de romero seco

1 cucharadita de tomillo seco

350 g / 12 oz de arroz arborio

175 g / 6 oz de calabaza, en cubos

100 g / 4 oz de salchicha italiana cocida

25 g / 1 oz de queso parmesano recién rallado

sal y pimienta negra recién molida, al gusto

Calentar el caldo a ebullición en una olla pequeña. Vierta en la olla de cocción lenta. Agrega el resto de ingredientes, excepto el queso parmesano, sal y pimienta. Tape y cocine a temperatura alta hasta que el arroz esté al dente y el líquido esté casi absorbido, aproximadamente 1¼ horas (observe con atención para que el arroz no se cocine demasiado). Agrega el queso. Sazone al gusto con sal y pimienta.

Lasaña de salchicha

Cuando saque la lasaña de la olla de cocción lenta, puede encontrar que se ha hundido un poco en el centro. Se volverá más uniforme a medida que se enfríe.

Para 6

700 g / 1½ lb de salsa para pasta de tomate y albahaca preparada

8 láminas de lasaña sin cocción previa

550 g / 1¼ lb de queso ricotta

275 g / 10 oz de queso mozzarella rallado

25 g / 1 oz de champiñones en rodajas salteados

25 g / 1 oz de salchicha italiana cocida y desmenuzada

1 huevo

1 cucharadita de albahaca seca

25 g / 1 oz de queso parmesano recién rallado

Extienda 75 g / 3 oz de salsa sobre la base de un molde para pan de 23 x 13 cm / 9 x 5. Cubra con 1 hoja de lasaña y 75 g / 3 oz de queso ricotta y 40 g / 1½ oz de queso mozzarella. Luego agregue la mitad de los champiñones y la mitad de la salchicha. Repita las capas, terminando con 75 g / 3 oz de salsa encima. Espolvorea con el queso parmesano. Coloque la lata sobre la rejilla en una olla de cocción lenta de 5.5 litros / 9½ pinta. Tape y cocine a temperatura baja durante 4 horas. Retirar la lata y dejar enfriar sobre una rejilla durante 10 minutos.

Estofado de cordero irlandés

Este estofado simplemente condimentado es una comida de bienvenida en las frías noches de invierno.

Para 6

700 g / 1½ lb de cordero estofado magro, en cubos

450 ml / ¾ pinta de caldo de pollo

2 cebollas en rodajas

6 papas, en cuartos

6 zanahorias, en rodajas gruesas

½ cucharadita de tomillo seco

1 hoja de laurel

50 g / 2 oz de guisantes congelados, descongelados

2 cucharadas de harina de maíz

50 ml / 2 fl oz de agua fría

1–1½ cucharadita de salsa Worcestershire

sal y pimienta negra recién molida, al gusto

Combine todos los ingredientes, excepto los guisantes, la harina de maíz, el agua, la salsa inglesa, la sal y la pimienta, en la olla de cocción lenta. Tape y cocine a temperatura baja durante 6 a 8 horas. Agregue los guisantes, suba el fuego a Alto y cocine por 10 minutos. Agregue la harina de maíz y el agua combinados, revolviendo durante 2-3 minutos. Desecha la hoja de laurel. Sazone al gusto con salsa Worcestershire, sal y pimienta.

Cordero al Romero con Camote

El maridaje de romero y cordero es clásico, distintivo y delicioso.

Para 4 personas

450 g / 1 lb paleta de cordero deshuesada, sin grasa, en cubos (2 cm / ¾ in)

375 ml / 13 fl oz de caldo de res

450 g / 1 lb de batatas, peladas y cortadas en cubos (2 cm / ¾ in)

200 g / 7 oz de frijoles franceses, cortados en trozos cortos

1 cebolla grande, cortada en gajos finos

1 cucharadita de romero seco

2 hojas de laurel

1-2 cucharadas de harina de maíz

50 ml / 2 fl oz de agua fría

sal y pimienta negra recién molida, al gusto

Combine todos los ingredientes, excepto la harina de maíz, el agua, la sal y la pimienta, en la olla de cocción lenta. Tape y cocine a temperatura baja durante 6 a 8 horas. Encienda el fuego a Alto y cocine por 10 minutos. Agregue la harina de maíz y el agua combinados, revolviendo durante 2-3 minutos. Desecha las hojas de laurel. Sazone al gusto con sal y pimienta.

Cordero con Frijoles Blancos y Chorizo

Los frijoles secos se cocinan perfectamente en la olla de cocción lenta, ¡no es necesario remojarlos ni precocinarlos!

Para 6

450 g / 1 lb paleta de cordero deshuesada, en cubos (2,5 cm / 1 pulgada)

225 g / 8 oz de alubias, canelones o judías secas

450 ml / ¾ pinta de caldo de pollo

120 ml de vino blanco seco o caldo de pollo extra

225 g / 8 oz de salchicha ahumada, en rodajas (2,5 cm / 1 pulgada)

2 cebollas picadas

3 zanahorias, en rodajas gruesas

1 diente de ajo machacado

¾ cucharadita de romero seco

¾ cucharadita de orégano seco

1 hoja de laurel

400 g / 14 oz lata de tomates picados

sal y pimienta negra recién molida

Combine todos los ingredientes, excepto los tomates, la sal y la pimienta, en una olla de cocción lenta de 5.5 litros / 9½ pinta. Tape y cocine a fuego lento hasta que los frijoles estén tiernos, de 7 a 8 horas, agregando los tomates durante los últimos 30 minutos. Desecha la hoja de laurel. Sazone al gusto con sal y pimienta.

Pierna de Cordero con Lentejas

Disfruta de esta rica y sabrosa combinación.

Para 6

900 g / 2 lb de pierna de cordero, sin grasa

375 ml / 13 fl oz de caldo de pollo

400 g / 14 oz lata de tomates picados

75 g / 3 oz de lentejas secas marrones

1 zanahoria en rodajas

½ pimiento verde picado

4 cebollas picadas

2 dientes de ajo machacados

2 hojas de laurel

2 cucharaditas de tomillo seco

¼ de cucharadita de canela molida

¼ de cucharadita de clavo molido

sal y pimienta negra recién molida

65 g / 2½ oz de arroz integral, cocido, caliente

Combine todos los ingredientes, excepto la sal, la pimienta y el arroz, en una olla de cocción lenta de 5.5 litros / 9½ pinta. Tape y cocine a temperatura baja durante 6 a 8 horas. Desecha las hojas de laurel. Retire los muslos de cordero. Retire la carne magra y córtela en trozos pequeños. Regrese la carne a la olla de cocción lenta y sazone al gusto con sal y pimienta. Sirve sobre el arroz.

Cordero con Chiles

Este plato también se puede preparar con 1 o 2 chiles verdes suaves
frescos, si lo prefiere. También está bien hecho con estofado de bistec
y caldo de res.

Para 4 personas

450 g / 1 lb paleta de cordero deshuesada, sin grasa, en cubos (2 cm
/ ¾in)
2 latas de 400 g / 14 oz de tomates picados
120 ml de caldo de pollo
100 g / 4 oz de chiles verdes suaves de un frasco, o al gusto, picados
175 g / 6 oz de papas, en cubos
175 g / 6 oz de calabacines amarillos o verdes, o calabacín, en cubos
2 cebollas en rodajas
50 g / 2 oz de maíz dulce, descongelado si está congelado
1 jalapeño pequeño u otro chile picante mediano, picado
4 dientes de ajo machacados
1½ cucharadita de condimento de hierbas italianas secas
2 cucharadas de harina de maíz
50 ml / 2 fl oz de agua fría
sal y pimienta negra recién molida

Combine todos los ingredientes, excepto la harina de maíz, el agua,
la sal y la pimienta, en la olla de cocción lenta. Tape y cocine a
temperatura baja durante 6 a 8 horas. Encienda el fuego a Alto y

cocine por 10 minutos. Agregue la harina de maíz y el agua combinados, revolviendo durante 2-3 minutos. Sazone al gusto con sal y pimienta.

Cordero marroquí

Pasas, almendras y huevos duros le dan un toque de color a este plato.

Para 8 porciones

900 g / 2 lb de pierna de cordero magra y deshuesada, en cubos (2 cm / ¾ in)

250 ml / 8 fl oz de caldo de pollo

3 cebollas picadas

275 g / 10 oz de tomates, picados

2 dientes de ajo grandes, triturados

2 cm / ¾ en trozos de jengibre de raíz fresca, finamente rallado

½ cucharadita de canela molida

¼ de cucharadita de cúrcuma molida

1 hoja de laurel

50 g / 2 oz de pasas

sal y pimienta negra recién molida

25 g / 1 oz de almendras enteras blanqueadas, tostadas

2 huevos duros, picados

cilantro fresco picado, para decorar

275 g / 10 oz de cuscús o arroz, cocido, caliente

Combine todos los ingredientes, excepto las pasas, la sal, la pimienta, las almendras, los huevos, el cilantro fresco y el cuscús, en una olla de cocción lenta de 5,5 litros / 9½ pinta. Tape y cocine a temperatura baja durante 6 a 8 horas, agregando las pasas durante los últimos 30 minutos. Desechar la hoja de laurel, sazonar al gusto con sal y pimienta. Coloque la cazuela en un plato para servir y espolvoree con las almendras, los huevos duros y el cilantro fresco. Sirva sobre el cuscús o el arroz.

Cordero y Nabos con Cilantro

Con sabor a vino tinto, salvia fresca y cilantro, sirva sobre arroz blanco o integral.

Para 4 personas

450 g / 1 lb paleta de cordero deshuesada, sin grasa, en cubos (2,5 cm / 1 pulgada)

250 ml / 8 fl oz de jugo de tomate

120 ml / 4 fl oz de vino tinto seco

350 g / 12 oz de papas, en cubos

275 g / 10 oz nabos, en cubos

1 cebolla picada

3 dientes de ajo grandes, triturados

1 cucharada de salvia fresca o 1 cucharadita de salvia seca

sal y pimienta negra recién molida

25 g / 1 oz de cilantro fresco, picado

Combine todos los ingredientes, excepto la sal, la pimienta y el cilantro fresco, en la olla de cocción lenta. Tape y cocine a temperatura baja durante 6 a 8 horas. Sazone al gusto con sal y pimienta. Agregue el cilantro fresco.

Tajine de Cordero y Verduras

Disfrute de los fragantes sabores de la cocina marroquí. Sirva con pan de pita tibio.

Para 6

450 g / 1 lb de cordero o ternera magra, en cubos

2 latas de 400 g / 14 oz de tomates picados

400 g / 14 oz lata de garbanzos, escurridos y enjuagados

200 g / 7 oz de frijoles franceses, cortados por la mitad

175 g / 6 oz de calabaza, picada

150 g / 5 oz de nabo, picado

1 cebolla picada

1 rama de apio, en rodajas

1 zanahoria en rodajas

1 cm / ½ en trozo de jengibre fresco de raíz, finamente rallado

1 diente de ajo machacado

1 rama de canela

2 cucharaditas de pimentón

2 cucharaditas de comino molido

2 cucharaditas de cilantro molido

175 g / 6 oz de ciruelas pasas, sin hueso

40 g / 1½ oz de aceitunas negras pequeñas sin hueso

sal y pimienta negra recién molida

250 g / 9 oz de cuscús, cocido, caliente

Combine todos los ingredientes, excepto las ciruelas pasas, las aceitunas, la sal, la pimienta y el cuscús, en una olla de cocción lenta de 5,5 litros / 9½ pinta. Tape y cocine a temperatura baja durante 6 a 8 horas, agregando las ciruelas pasas y las aceitunas durante los últimos 30 minutos. Sazone al gusto con sal y pimienta. Sirva sobre cuscús.

Cordero de Marrakech

Tres latas de 400 g / 14 oz de judías verdes o frijoles cannellini se pueden sustituir por los frijoles secos, si lo desea.

Para 8 porciones

900 g / 2 lb de pierna de cordero magra y deshuesada, en cubos (2,5 cm / 1 pulgada)

750 ml / 1¼ pintas de caldo de pollo

100 g / 4 oz de judías verdes secas o judías cannellini

100 g / 4 oz de champiñones portabella o de tapa marrón, picados en trozos grandes

1 zanahoria en rodajas

1 cebolla en rodajas

3 dientes de ajo grandes, triturados

1 cucharadita de comino molido

1 cucharadita de tomillo seco

2 hojas de laurel

1 pimiento rojo asado grande de un frasco, en rodajas

225 g / 8 oz de hojas tiernas de espinaca

120 ml / 4 fl oz de vino blanco seco

2 cucharadas de harina de maíz

sal y pimienta negra recién molida, al gusto

275 g / 10 oz de cuscús o arroz, cocido, caliente

Combine todos los ingredientes, excepto los pimientos asados, las espinacas, el vino, la harina de maíz, la sal, la pimienta y el cuscús, en una olla de cocción lenta de 5.5 litros / 9½ pinta. Tape y cocine a temperatura baja hasta que los frijoles estén tiernos, de 7 a 8 horas. Agregue los pimientos asados y las espinacas, suba el fuego a Alto y cocine por 10 minutos. Agregue el vino y la harina de maíz combinados, revolviendo hasta que espese, 2-3 minutos. Desecha las hojas de laurel. Sazone al gusto con sal y pimienta. Sirva sobre el cuscús o el arroz.

Cordero Biriani

Este plato tradicional indio de carne y arroz también se puede preparar con pollo o ternera.

Para 4 personas

450 g / 1 lb de pierna de cordero magra deshuesada, en cubos (2 cm / ¾ in)

250 ml / 8 fl oz de caldo de pollo

4 cebollas picadas

1 diente de ajo machacado

1 cucharadita de cilantro molido

1 cucharadita de jengibre molido

½ cucharadita de chile en polvo

¼ de cucharadita de canela molida

¼ de cucharadita de clavo molido

175 ml / 6 fl oz de yogur natural

1 cucharada de harina de maíz

sal y pimienta negra recién molida, al gusto

175 g / 6 oz de arroz basmati o jazmín, cocido, caliente

Combine todos los ingredientes, excepto el yogur, la maicena, la sal, la pimienta y el arroz, en la olla de cocción lenta. Tape y cocine a temperatura baja durante 6 a 8 horas. Agregue el yogur y la harina de maíz combinados, revolviendo durante 2 a 3 minutos. Sazone al gusto con sal y pimienta. Sirva sobre arroz.

Estofado de dos carnes

La combinación de semillas de alcaravea e hinojo realza el sabor tradicional del pimentón en este gulash distintivo.

Para 8 porciones

450 g / 1 libra de filete de pejerrey magro o estofado, en cubos (2 cm / ¾ in)

450 g / 1 libra de lomo de cerdo magro, en cubos (2 cm / ¾ in)

120 ml / 4 fl oz de caldo de res

400 g / 14 oz lata de tomates picados

2 cucharadas de puré de tomate

100 g / 4 oz de champiñones pequeños, cortados por la mitad

3 cebollas picadas

2 dientes de ajo machacados

2 cucharadas de pimentón

½ cucharadita de semillas de alcaravea trituradas

½ cucharadita de semillas de hinojo trituradas

2 hojas de laurel

120 ml de crema agria

2 cucharadas de harina de maíz

sal y pimienta negra recién molida, al gusto

450 g / 1 lb de fideos, cocidos, calientes

Combine todos los ingredientes, excepto la crema agria, la harina de maíz, la sal, la pimienta y los fideos, en la olla de cocción lenta. Tape y cocine a temperatura baja durante 6 a 8 horas. Agregue la crema agria y la harina de maíz combinadas, revolviendo durante 2 a 3 minutos. Desecha las hojas de laurel. Sazone al gusto con sal y pimienta. Sirve sobre los fideos.

Cerdo y Pollo con Champiñones Dobles

Solo unos pocos hongos shiitake añaden un sabor sabroso y distintivo que realza esta cazuela de setas de cerdo, pollo y sombrero marrón.

Para 6

120 ml / 4 fl oz de agua hirviendo

3 hongos shiitake secos

350 g / 12 oz de lomo de cerdo deshuesado, en cubos (2 cm / ¾ in)

350 g / 12 oz de filete de pechuga de pollo, en cubos (2 cm / ¾ in)

120 ml / 4 fl oz de vino blanco seco

120 ml de caldo de pollo

100 g / 4 oz de champiñones pequeños de tapa marrón o botones blancos, cortados por la mitad

2 cebollas picadas

½ cucharadita de semillas de hinojo, ligeramente trituradas

sal y pimienta negra recién molida, al gusto

225 g / 8 oz de arroz integral o blanco, cocido, caliente

Vierta el agua hirviendo sobre los champiñones secos en un tazón pequeño. Deje reposar hasta que los champiñones se ablanden, de 5 a 10 minutos. Escurrir, reservando el líquido. Colar el líquido. Corta los champiñones en tiras finas, descartando los centros duros.

Combine los champiñones secos y el líquido reservado y el resto de los ingredientes, excepto la sal, la pimienta y el arroz, en la olla de cocción lenta. Tape y cocine a temperatura baja durante 6 a 8 horas. Sazone al gusto con sal y pimienta. Sirve sobre el arroz.

Ragú de Carelia

La pimienta de Jamaica condimenta suavemente la carne de res, cerdo y cordero en este plato finlandés. Sirva sobre arroz cocido o fideos, si lo desea.

Para 12 personas

450 g / 1 lb de filete de pejerrey o estofado, en cubos (2,5 cm / 1 pulgada)

450 g / 1 libra de cordero magro, en cubos (2,5 cm / 1 pulgada)

450 g / 1 libra de lomo de cerdo, en cubos (2,5 cm / 1 pulgada)

450 ml / ¾ pinta de caldo de res

4 cebollas, en rodajas finas

½ cucharadita de pimienta de Jamaica molida

2 hojas de laurel

sal y pimienta negra recién molida, al gusto

15 g / ½ oz de perejil, finamente picado

Combine todos los ingredientes, excepto la sal, la pimienta y el perejil, en una olla de cocción lenta de 5.5 litros / 9½ pinta. Tape y cocine a temperatura baja durante 6 a 8 horas. Desecha las hojas de laurel. Sazone al gusto con sal y pimienta y agregue el perejil.

Cordero y Ternera con Coñac

Los sabores de dos carnes, vino y coñac se mezclan de manera única en este elegante plato.

Para 6

450 g / 1 lb de filete de pejerrey o estofado de res, en cubos (2 cm / ¾ in)

450 g / 1 lb pierna de cordero, en cubos (2 cm / ¾ in)

120 ml / 4 fl oz de caldo de res

120 ml / 4 fl oz de vino blanco seco o caldo de res

3 cucharadas de coñac

450 g / 1 lb de zanahorias pequeñas

½ cucharadita de canela molida

¼ de cucharadita de macis molida

225 g / 8 oz de cebollas tiernas o chalotes

350 g / 12 oz pequeños floretes de brócoli

sal y pimienta negra recién molida, al gusto

Combine todos los ingredientes, excepto las cebolletas o chalotes, el brócoli, la sal y la pimienta, en la olla de cocción lenta. Tape y cocine de 6 a 8 horas, agregando las cebollas tiernas durante las últimas 2 horas y el brócoli durante los últimos 30 minutos. Sazone al gusto con sal y pimienta.

Estofado de res, cerdo y pollo

Los jugos mezclados de tres tipos de carne, aromatizados con alcaravea y eneldo, y bañados en una cremosa salsa de tomate, producen un sabor increíble.

Para 8 porciones

350 g / 12 oz de filete de pejerrey o estofado, en cubos (2 cm / ¾ in)

350 g / 12 oz de lomo de cerdo, en cubos (2 cm / ¾ in)

350 g / 12 oz de filete de pechuga de pollo, en cubos (2 cm / ¾ in)

250 ml / 8 fl oz de caldo de res

50 ml / 2 fl oz puré de tomate

3 tomates grandes, picados en trozos grandes

225 g / 8 oz de champiñones, en rodajas

4 cebolletas, en rodajas finas

1 cebolla picada

1 cucharada de pimentón

¾ cucharadita de semillas de alcaravea, trituradas

½ cucharadita de eneldo seco

175 ml / 6 fl oz de crema agria

3 cucharadas de harina de maíz

sal y pimienta negra recién molida, al gusto

450 g / 1 lb de fideos, cocidos, calientes

Combine todos los ingredientes, excepto la crema agria, la harina de maíz, la sal, la pimienta y los fideos, en una olla de cocción lenta de 5.5 litros / 9½ pinta. Tape y cocine a temperatura baja durante 6 a 8 horas. Agregue la crema agria y la harina de maíz combinadas, revolviendo hasta que espese, 2-3 minutos. Sazone al gusto con sal y pimienta. Sirve sobre los fideos.

Risotto de pollo

Necesitará usar queso Asiago madurado para rallar. Es muy similar a los quesos parmesano y romano, cualquiera de los cuales puede usar si le resulta más conveniente.

Para 4 personas

750 ml / 1¼ pintas de caldo de verduras
1 cebolla pequeña picada
3 dientes de ajo machacados
1 tomate picado
350 g / 12 oz de arroz arborio
1 cucharadita de mejorana seca
200 g / 7 oz de pechuga de pollo cocida en cubos
225 g / 8 oz de petits pois congelados, descongelados
50 g / 2 oz de queso Asiago recién rallado
sal y pimienta negra recién molida, al gusto

Calentar el caldo a ebullición en una olla pequeña. Vierta en la olla de cocción lenta. Agregue los ingredientes restantes, excepto el pollo, los guisantes, el queso Asiago, la sal y la pimienta. Tape y cocine a temperatura alta hasta que el arroz esté al dente y el líquido casi se absorba, aproximadamente 1¼ horas, agregando el pollo y los guisantes durante los últimos 15 minutos (observe con atención para que el arroz no se cocine demasiado). Agrega el queso. Sazone al gusto con sal y pimienta.

Pollo asado con salsa de arándanos y naranja

El uso de un termómetro para carne asegura que el pollo esté bien cocido y tierno para un corte perfecto. La receta de condimento de arándano y naranja hace una gran cantidad.

Para 6

1 pollo entero, aproximadamente 1,5 kg / 3 lb
pimenton
sal y pimienta negra recién molida, al gusto
120 ml de caldo de pollo
¼ cantidad de condimento de arándano y naranja

Haga asas de aluminio y colóquelas en la olla de cocción lenta. Espolvorea ligeramente el pollo con pimentón, sal y pimienta. Inserte un termómetro para carne de modo que la punta esté en la parte más gruesa del muslo interior, sin tocar el hueso. Pon el pollo en la olla de cocción lenta. Agrega el caldo. Tape y cocine a temperatura baja hasta que el termómetro registre 80ºC, 4-5 horas. Retire el pollo con los mangos de papel de aluminio. Ponga en una fuente para servir y cúbralo sin apretar con papel de aluminio. Reserva el caldo para sopa u otro uso. Sirve el pollo con el condimento de arándanos y naranja.

Aderezo de arándano y naranja

Esto se mantiene bien en el refrigerador durante varias semanas.

Para 18 porciones

5 naranjas grandes de ombligo

250 ml / 8 fl oz de agua

700 g / 1½ lb de azúcar granulada

350 g / 12 oz de arándanos

50 g / 2 oz de nueces picadas en trozos grandes

Rallar la ralladura de 3 naranjas. Reserva. Pelar las naranjas y cortarlas en rodajas. Combine todos los ingredientes en la olla de cocción lenta. Tape y cocine a temperatura baja durante 6 a 7 horas. Si desea una consistencia más espesa, cocine sin tapar hasta que espese.

Puré de papas real

Rico y esponjoso: ¡puré de papas como probablemente nunca antes lo habías probado!

Para 6

900 g / 2 lb de papas harinosas, peladas y cocidas, calientes
75 ml / 2½ fl oz de leche semidesnatada
75 ml / 2½ fl oz de crema agria
2 cucharadas de mantequilla o margarina
sal y pimienta negra recién molida, al gusto

Triturar las patatas o batir hasta que quede suave, añadiendo la leche, la nata agria y la mantequilla o margarina. Sazone al gusto con sal y pimienta.

Pollo asado con puré de papas y salsa

Acompaña este pollo húmedo y perfectamente cocido con brócoli y zanahoria al vapor, y las cremosas papas.

Para 6

1 pollo entero, aproximadamente 1,5 kg / 3 lb
pimenton
sal y pimienta negra recién molida, al gusto
120 ml / 4 fl oz de caldo de pollo o agua
25 g / 1 oz de harina común
120 ml / 4 fl oz de agua
Puré de papas real (ver arriba)

Haga asas de aluminio y colóquelas en la olla de cocción lenta. Espolvorea ligeramente el pollo con pimentón, sal y pimienta. Inserte un termómetro para carne de modo que la punta esté en la parte más gruesa del muslo interior, sin tocar el hueso. Pon el pollo en la olla de cocción lenta. Agrega el caldo. Tape y cocine a temperatura baja hasta que el termómetro registre 80ºC, 4-5 horas. Retire el pollo con los mangos de papel de aluminio. Ponga en una fuente para servir y cúbralo sin apretar con papel de aluminio.

Vierta el caldo en una jarra medidora. Quite la grasa con una cuchara. Mida 450 ml / ¾ pinta de caldo en una cacerola pequeña y caliéntelo hasta que hierva. Agregue la harina y el agua combinadas, batiendo hasta que espese, aproximadamente 1 minuto. Sazone al gusto con sal y pimienta. Sirva el pollo con puré de papas real y salsa.

Pollo verde tailandés y curry de frijoles

Las pastas de curry tailandés en frascos son adiciones muy útiles a su armario de la tienda y hacen de esta una receta sabrosa de Carolyn Humphries.

Para 4 personas

un buen puñado de cebolla picada congelada, o 1 cebolla fresca o 4 cebolletas picadas

10 ml / 2 cucharaditas de mantequilla blanda

450 g / 1 libra de carne de pollo en cubitos

200 g / 7 oz de judías verdes congeladas, cortadas en trozos cortos

400 g / lata de 14 oz de leche de coco

45 ml / 3 cucharadas de pasta de curry verde tailandés

5 ml / 1 cucharadita de hierba de limón de un frasco

1 cucharada de salsa de pescado tailandesa

sal y pimienta negra recién molida

fideos de arroz o huevo, para servir

unas cebolletas secas, para decorar

Mezclar la cebolla con la mantequilla en la olla de cocción lenta. Agregue el pollo y los frijoles y extienda. Mezclar la leche de coco con la pasta de curry, la hierba de limón y la salsa de pescado. Vierta sobre el pollo y los frijoles. Tape y cocine a temperatura alta durante 3 horas o baja durante 6 horas hasta que estén muy tiernas. Pruebe y vuelva a sazonar, si es necesario. Vierta sobre arroz o fideos de huevo y sirva espolvoreado con algunas cebolletas secas.

Pechugas de pollo con verduras picantes

Naranja, romero e hinojo acentúan estas tiernas pechugas de pollo.

Para 4 personas

4 filetes de pechuga de pollo sin piel, de aproximadamente 175 g / 6 oz cada uno

12 zanahorias baby

8 papas cerosas pequeñas, cortadas en cuartos

225 g / 8 oz de champiñones blancos o marrones, en cuartos

3 dientes de ajo, en rodajas finas

1-2 cucharaditas de ralladura de naranja

1 cucharadita de semillas de hinojo trituradas

1 cucharadita de romero seco

1 hoja de laurel

120 ml / 4 fl oz de caldo de pollo o jugo de naranja

120 ml de vino blanco seco o caldo de pollo extra

2 cucharadas de licor de naranja (opcional)

1 cucharada de harina de maíz

2 cucharadas de agua

sal y pimienta negra recién molida, al gusto

Pon todos los ingredientes, excepto la harina de maíz, el agua, la sal y la pimienta en la olla de cocción lenta. Tape y cocine a temperatura baja durante 6 a 8 horas.

Retire el pollo y las verduras a una fuente para servir y manténgalo caliente. Mida 450 ml / ¾ pinta de caldo en una cacerola pequeña. Agregue la harina de maíz y el agua combinados, batiendo hasta que espese, aproximadamente 1 minuto. Sazone al gusto con sal y pimienta. Sirve la salsa sobre las verduras y las pechugas de pollo.

Pollo Sherried

Un plato delicioso para el entretenimiento o para comidas familiares especiales. Sirva sobre arroz aromático para absorber los jugos sabrosos.

Para 4 personas

50 ml / 2 fl oz de jerez seco

175 g / 6 oz de pasas sultanas

4 filetes de pechuga de pollo sin piel, de aproximadamente 175 g / 6 oz cada uno

50 g / 2 oz de nueces, picadas en trozos grandes

1 tarta de manzana para cocinar, pelada y picada

1 cebolla morada pequeña, en rodajas

2 dientes de ajo machacados

250 ml / 8 fl oz de caldo de pollo

sal y pimienta negra recién molida, al gusto

Vierta el jerez sobre las pasas en un bol. Deje reposar de 15 a 30 minutos. Ponga en la olla de cocción lenta con todos los ingredientes restantes, excepto la sal y la pimienta. Tape y cocine a temperatura alta o hasta que el pollo esté tierno, de 3 a 4 horas. Sazone al gusto con sal y pimienta.

Arroz y Pollo Salado

Esta es la excelente manera de Catherine Atkinson de usar pollo ya cocido o sobrante comprado, y también carne de cerdo o ternera.

Para 4 personas

4 cebolletas, en rodajas
200 g / lata de 7 oz de tomates picados
175 ml / 6 fl oz caldo de pollo o verduras hirviendo
½ pimiento rojo, sin semillas y picado, o 50 g / 2 oz de pimientos
mixtos congelados en rodajas descongelados
una pizca de hierbas mixtas secas
75 g / 3 oz de arroz de grano largo fácil de cocinar
sal y pimienta negra recién molida
75 g / 3 oz de pollo cocido, picado en trozos grandes

Pon las cebolletas en la olla de cerámica. Vierta los tomates, luego el caldo. Cubra con la tapa y encienda la olla de cocción lenta a alta. Dejar reposar unos minutos mientras mide y prepara el resto de ingredientes. Agregue la pimienta picada y las hierbas, luego espolvoree el arroz. Sazone con sal y pimienta y revuelva nuevamente. Vuelva a tapar con la tapa y cocine durante 50 a 60 minutos o hasta que el arroz esté tierno y haya absorbido la mayor parte del líquido. Agregue el pollo y cocine por 10 minutos más para calentar el pollo antes de servir.

Pollo mediterráneo

Las pechugas de pollo se cubren con hinojo, calabacín y aceitunas en una salsa a base de tomate.

Para 4 personas

4 filetes de pechuga de pollo sin piel, de aproximadamente 175 g / 6 oz cada uno

400 g / 14 oz lata de tomates picados

120 ml de caldo de pollo

120 ml de vino blanco seco o caldo de pollo extra

1 calabacín en rodajas

2 cebollas pequeñas picadas

1 bulbo de hinojo, en rodajas

1 cucharadita de orégano seco

1 hoja de laurel

40 g / 1½ oz de aceitunas Kalamata sin hueso, en rodajas

1-2 cucharaditas de jugo de limón

sal y pimienta negra recién molida, al gusto

75 g / 3 oz de arroz, cocido, caliente

Ponga todos los ingredientes, excepto las aceitunas, el jugo de limón, la sal, la pimienta y el arroz, en la olla de cocción lenta. Tape y cocine a temperatura baja durante 6 a 8 horas, agregando las aceitunas durante los últimos 30 minutos. Sazone al gusto con jugo de limón, sal y pimienta. Desecha la hoja de laurel. Sirve la mezcla de pollo y tomate sobre el arroz.

Pollo indonesio con calabacín

La leche de coco, el jengibre fresco de raíz, el ajo, el cilantro fresco y el comino forman una salsa aromática para el pollo.

Para 6

3 pechugas de pollo grandes sin piel, de 175 a 225 g cada una, cortadas a la mitad

400 g / 14 oz lata de leche de coco

50 ml / 2 fl oz de agua

50 ml / 2 fl oz de jugo de limón

1 cebolla finamente picada

1 diente de ajo machacado

7,5 cm de jengibre fresco de raíz, finamente rallado o 2 cucharaditas de jengibre molido

2 cucharaditas de cilantro molido

1 cucharadita de comino molido

450 g / 1 lb de calabacines, cortados a la mitad a lo largo, sin semillas y en rodajas

1 cucharada de harina de maíz

2 cucharadas de agua

15 g / ½ oz de cilantro fresco, picado

sal y pimienta negra recién molida, al gusto

100 g / 4 oz de arroz, cocido, caliente

Ponga todos los ingredientes, excepto los calabacines, la maicena, 2 cucharadas de agua, el cilantro fresco, la sal, la pimienta y el arroz, en la olla de cocción lenta. Tape y cocine a temperatura baja durante 3½ – 4 horas, agregando los calabacines durante los últimos 30 minutos. Retire las pechugas de pollo y manténgalas calientes. Encienda el fuego a Alto y cocine por 10 minutos. Agregue la harina de maíz combinada y 2 cucharadas de agua, revolviendo durante 2 a 3 minutos. Agregue el cilantro fresco. Sazone al gusto con sal y pimienta. Sirva el pollo y el caldo sobre el arroz en platos hondos.

Pechugas De Pollo Con Higos

Los higos y el jugo de naranja, enriquecidos con salsa de soja y jerez, complementan las tiernas pechugas de pollo.

Para 4 personas

4 filetes de pechuga de pollo sin piel (aproximadamente 175 g / 6 oz cada uno)
8 higos secos, en cuartos
2 cucharadas de salsa de soja
2 cucharadas de jerez seco
175 ml / 6 fl oz de jugo de naranja
ralladura de 1 naranja
2 cucharadas de harina de maíz
2 cucharadas de agua
2 cucharadas de miel
sal y pimienta negra recién molida, al gusto
75 g / 3 oz de arroz, cocido, caliente

Ponga todos los ingredientes, excepto la harina de maíz, el agua, la miel, la sal, la pimienta y el arroz, en la olla de cocción lenta. Cubra y cocine a temperatura alta durante 4 a 6 horas. Retire el pollo y manténgalo caliente. Encienda el fuego a Alto y cocine por 10 minutos. Agregue la harina de maíz, el agua y la miel combinados, revolviendo durante 2 a 3 minutos. Sazone al gusto con sal y pimienta. Sirve las pechugas de pollo y la salsa sobre el arroz.

Mole de pollo

La salsa de mole fácil está hecha con chiles enlatados.

Para 4 personas

Salsa de mole (ver más abajo)
4 filetes de pechuga de pollo sin piel, de aproximadamente 100 g / 4
oz cada uno
175 g / 6 oz de arroz, cocido, caliente
cilantro fresco picado, para decorar
120 ml de crema agria

Vierta la mitad de la salsa de mole en la olla de cocción lenta.
Cubra con las pechugas de pollo y la salsa restante. Tape y cocine a
temperatura baja durante 4 a 6 horas. Vierta sobre el arroz.
Espolvoree generosamente con cilantro fresco y sirva con crema
agria.

Salsa de mole

Esta receta está clasificada como apta para vegetarianos, pero asegúrese de usar salsa Worcestershire vegetariana (algunas no lo son) si esto es importante para usted.

Para 4 personas

Lata de 400 g / 14 oz de frijoles rojos en salsa picante con su licor
1 cebolla picada en trozos grandes
2 dientes de ajo
50 g / 2 oz de salsa de tomate preparada
1 cucharada de salsa Worcestershire
½ cucharadita de canela molida
15 g / ½ oz de chocolate natural, finamente picado
25 g / 1 oz de almendras en copos

Procese todos los ingredientes en un procesador de alimentos hasta que quede suave.

Diván de pollo

Pechugas de pollo y brócoli cocidos en una deliciosa salsa.

Para 6

Sauce Divan (ver más abajo)
6 filetes de pechuga de pollo sin piel, de unos 100 g cada uno,
cortados por la mitad
500 g / 18 oz de floretes de brócoli y tallos en rodajas
100 g / 4 oz de arroz integral, cocido, caliente
queso parmesano recién rallado y pimentón, para decorar

Vierta un tercio de Sauce Divan en la olla de cocción lenta. Cubra con el pollo y la salsa restante. Tape y cocine a temperatura baja durante 4-5 horas, agregando el brócoli durante los últimos 30 minutos. Vierta sobre el arroz. Espolvorea con queso parmesano y pimentón.

Salsa Divan

Una rica salsa con sabor a jerez.

Rinde 600 ml / 1 pinta

3 cucharadas de mantequilla o margarina
25 g / 1 oz de harina común
600 ml / 1 pinta de nata o leche entera
50 ml / 2 fl oz de jerez seco
sal y pimienta negra recién molida, al gusto

Derrita la mantequilla o la margarina en una sartén mediana. Agregue la harina y cocine de 1 a 2 minutos. Batir la crema o la leche y calentar hasta que hierva, batiendo hasta que espese, aproximadamente 1 minuto. Incorpora el jerez. Sazone al gusto con sal y pimienta.

Cazuela De Pollo Fácil

Este plato se puede preparar fácilmente con convenientes ingredientes enlatados y congelados.

Para 4 personas

Lata de 300 g / 11 oz de crema de pollo condensada

300 ml / ½ pinta de leche semidesnatada

250 ml / 8 fl oz de agua

450 g / 1 lb de pechugas de pollo deshuesadas y sin piel, en cubos (2 cm / ¾ in)

2 cebollas en rodajas

275 g / 10 oz de verduras mixtas congeladas, descongeladas

2 cucharadas de harina de maíz

50 ml / 2 fl oz de agua

sal y pimienta negra recién molida, al gusto

Combine la sopa, la leche y el agua en la olla de cocción lenta. Agrega el pollo y la cebolla. Tape y cocine a temperatura baja durante 5-6 horas, agregando las verduras mixtas durante los últimos 20 minutos. Encienda el fuego a Alto y cocine por 10 minutos. Agregue la harina de maíz y el agua combinados, revolviendo durante 2-3 minutos. Sazone al gusto con sal y pimienta.

Pollo al pimiento rojo con pepperoni

Simple y llena de sabor y color, también puede servir esta receta de Carolyn Humphries con arroz, puré de papa esponjoso o cuscús.

Para 4 personas

2 cucharadas de harina de maíz

sal y pimienta negra recién molida

4 pechugas de pollo sin piel

2 buenos puñados de pimientos mixtos congelados en rodajas, o 1 pimiento rojo y 1 verde, en rodajas

65 g / 2½ oz de pepperoni listo en rodajas

400 g / lata de 14 oz de tomates picados

4 cucharadas de vino blanco seco

1 cucharada de puré de tomate

5 ml / 1 cucharadita de azúcar en polvo

1,5 ml / ¼ de cucharadita de chiles secos triturados o chiles picados de un frasco

5 ml / 1 cucharadita de ajo picado de un frasco, o 1 diente de ajo picado

2,5 ml / ½ cucharadita de orégano seco

2,5 ml / ½ cucharadita de pimènton

fideos de cinta y una ensalada verde, para servir

Mezclar la harina de maíz con un poco de sal y pimienta en la olla de cocción lenta. Agrega el pollo y dale la vuelta para cubrirlo por completo. Agregue todos los ingredientes restantes y revuelva bien. Tape y cocine a temperatura alta durante 3 horas o baja durante 6 horas hasta que el pollo esté muy tierno. Pruebe y vuelva a sazonar si es necesario. Sirva con una cuchara sobre fideos de cinta con una ensalada verde crujiente.

Pollo de campo

Esta cazuela picante se calienta maravillosamente en una noche de otoño o invierno.

Para 6

700 g / 1½ lb de filetes de pechuga de pollo sin piel, en cubos (2,5 cm / 1 pulgada)
250 ml / 8 fl oz de caldo de pollo
175 g / 6 oz de puré de tomate
225 g / 8 oz de repollo, picado grueso
2 cebollas picadas
1 pimiento verde picado
2 dientes de ajo grandes, triturados
1 hoja de laurel
1 cucharada de jugo de limón
1 cucharada de salsa Worcestershire
1 cucharada de azúcar
2 cucharaditas de albahaca seca
2 cucharaditas de mostaza de Dijon
3-4 gotas de salsa Tabasco
sal y pimienta negra recién molida, al gusto
100 g / 4 oz de arroz, cocido, caliente

Combine todos los ingredientes, excepto la sal, la pimienta y el arroz, en la olla de cocción lenta. Tape y cocine a temperatura baja durante 6 a 8 horas. Desecha la hoja de laurel. Sazone al gusto con sal y pimienta. Sirve sobre el arroz.

Pollo con Frijoles y Garbanzos

Garbanzos enlatados y frijoles horneados se combinan con pollo en un guiso con pimientos picantes.

Para 8 porciones

275 g / 10 oz de filetes de pechuga de pollo sin piel, en cubos

2 latas de 400 g / 14 oz de frijoles al horno o cerdo y frijoles

400 g / 14 oz lata de garbanzos, escurridos y enjuagados

400 g / 14 oz lata de tomates picados

1 cebolla grande picada

1 pimiento rojo picado

2 dientes de ajo machacados

2-3 cucharaditas de chile en polvo

¾ cucharadita de tomillo seco

sal y pimienta negra recién molida, al gusto

Combine todos los ingredientes, excepto la sal y la pimienta, en la olla de cocción lenta. Cubra y cocine a temperatura alta durante 4 a 5 horas. Sazone al gusto con sal y pimienta.

Camote con Pollo

La cazuela también es deliciosa hecha con papas o una combinación de papas y boniatos.

Para 4 personas

450 g / 1 libra de filetes de pechuga de pollo sin piel, en cubos (2,5 cm / 1 pulgada)
375 ml / 13 fl oz de caldo de pollo
350 g / 12 oz de batatas, peladas y en cubos (2 cm / ¾ in)
1 pimiento verde grande, en rodajas
2-3 cucharaditas de chile en polvo
½ cucharadita de ajo en polvo
2 cucharadas de harina de maíz
50 ml / 2 fl oz de agua
sal y pimienta negra recién molida, al gusto

Combine todos los ingredientes, excepto la harina de maíz, el agua, la sal y la pimienta, en la olla de cocción lenta. Cubra y cocine a temperatura alta durante 4 a 5 horas. Agregue la harina de maíz y el agua combinados, revolviendo durante 2-3 minutos. Sazone al gusto con sal y pimienta.

Cazuela De Pollo Y Puré De Papa

Los montones de puré de papas enriquecidos con queso que coronan esta abundante cazuela son deliciosos. Las patatas se pueden preparar con un día de antelación y refrigerar, tapadas.

Para 4 personas

450 g / 1 libra de filetes de pechuga de pollo sin piel, en cubos (2 cm / ¾ in)

250 ml / 8 fl oz de caldo de pollo

1 cebolla picada

2 zanahorias pequeñas, en rodajas

1 rama de apio

75 g / 3 oz de champiñones, en rodajas

½ cucharadita de romero seco

½ cucharadita de tomillo seco

50 g / 2 oz de petits pois congelados, descongelados

1-2 cucharadas de harina de maíz

3-4 cucharadas de agua fría

sal y pimienta negra recién molida, al gusto

½ cantidad de puré de papas real

1 yema de huevo

50 g / 2 oz de queso cheddar rallado

1-2 cucharadas de mantequilla o margarina, derretida

Combine el pollo, el caldo, la cebolla, las zanahorias, el apio, los champiñones y las hierbas en la olla de cocción lenta. Tape y cocine a temperatura baja durante 6 a 8 horas. Agregue los guisantes, suba el fuego a Alto y cocine por 10 minutos. Agregue la harina de maíz y el agua combinados, revolviendo durante 2-3 minutos. Sazone al gusto con sal y pimienta.

Mientras se cocina la cazuela, haga puré de papas real, mezclando la yema de huevo y el queso. Coloque la mezcla de papa en cuatro montículos en una bandeja para hornear engrasada y refrigere, tapado, hasta que se enfríe, aproximadamente 30 minutos. Rocíe las patatas con mantequilla o margarina. Hornear a 220ºC / gas 7 / horno ventilador 200ºC hasta que se dore, unos 15 minutos. Cubra los tazones de la cazuela con las papas.

Pollo relleno asado a fuego lento

Carolyn Humphries sugiere que coloques el pollo en un horno muy caliente durante 30 minutos al final para dorar la piel.

Para 4 personas

85 g / paquete de 3½ oz de salvia y cebolla o mezcla para relleno de salchicha y tomillo

un puñado de pasas

aceite de girasol, para engrasar

1 pollo listo para horno, aproximadamente 1,5 kg / 3 lb

5 ml / 1 cucharadita de salsa de soja

300 ml / ½ pinta de caldo de pollo hirviendo

45 ml / 3 cucharadas de harina común

45 ml / 3 cucharadas de agua

sal y pimienta negra recién molida

Prepare la mezcla de relleno con agua hirviendo como se indica en las instrucciones del paquete y agregue las pasas. Use un poco para rellenar el extremo del cuello del ave y asegure la solapa de piel con un pincho. Coloque el relleno restante en un trozo de papel de aluminio engrasado y dóblelo para formar un paquete. Coloque un doble espesor de papel de aluminio en la olla de cocción lenta para que suba por los lados de la olla (para permitir una fácil extracción del ave después de la cocción).

Cepille el papel de aluminio con aceite. Coloque el ave sobre el papel de aluminio en la olla de cocción lenta y cepille con la salsa de soja. Descanse el paquete de papel de aluminio de relleno en el extremo de la pierna. Vierta el caldo hirviendo alrededor. Cubra y cocine a temperatura alta durante 2-3 horas o baja durante 4-6 horas hasta que el ave esté bien cocida y los jugos salgan claros cuando se perfora con un pincho en la parte más gruesa de la pierna.

Usando el papel de aluminio, levante el pájaro de la olla y transfiéralo a una fuente para asar (aún en el papel de aluminio). Ase en un horno precalentado a 230 ° C / gas 8 / horno de ventilador 210 ° C durante 30 minutos para que se dore y esté crujiente. Retirar del horno y dejar reposar 10 minutos antes de cortar. Mientras tanto, licúa la harina con el agua en una cacerola. Mezcle los jugos de cocción de la olla de cocción lenta, lleve a ebullición y cocine, revolviendo, durante 2 minutos. Sazone al gusto, si es necesario. Corta el ave y sírvela con la salsa, el relleno y tus acompañamientos habituales.

Pollo y Champiñones

Sirva esta cazuela picante con rebanadas tibias de pan parmesano.

Para 4 personas

450 g / 1 libra de filetes de pechuga de pollo sin piel, en cubos (2 cm / ¾ in)

250 ml / 8 fl oz de caldo de pollo

175 g / 6 oz de puré de tomate

1 cucharada de salsa Worcestershire

225 g / 8 oz de champiñones, en rodajas gruesas

1 cebolla grande picada

2 dientes de ajo machacados

2 zanahorias grandes, ralladas gruesas

1 hoja de laurel

1 cucharadita de condimento de hierbas italianas secas

¼ de cucharadita de mostaza seca en polvo

1-2 cucharadas de harina de maíz

2 a 4 cucharadas de agua

sal y pimienta negra recién molida

225 g / 8 oz de espaguetis, cocidos, calientes

Combine todos los ingredientes, excepto la harina de maíz, el agua, la sal, la pimienta y los espaguetis, en la olla de cocción lenta. Cubra y cocine a temperatura alta durante 4 a 6 horas. Agregue la harina de maíz y el agua combinados, revolviendo durante 2-3 minutos. Desecha la hoja de laurel. Sazone al gusto con sal y pimienta. Sirve sobre los espaguetis.

Pollo y Champiñones Silvestres

Los hongos silvestres o cultivados exóticos son de temporada, pero vale la pena comprarlos, cuando puedes conseguirlos, para preparar platos como este.

Para 4 personas

450 g / 1 libra de filetes de pechuga de pollo sin piel, en cubos
120 ml de caldo de pollo
120 ml de vino blanco seco o caldo de pollo extra
225 g / 8 oz de setas silvestres mixtas, picadas en trozos grandes
2 cebolletas, en rodajas finas
1 puerro pequeño (solo la parte blanca), en rodajas finas
1 cucharada de alcaparras escurridas
1-2 cucharadas de harina de maíz
2 a 4 cucharadas de agua
sal y pimienta negra recién molida
75 g / 3 oz de arroz integral, cocido, caliente

Combine todos los ingredientes, excepto las alcaparras, la maicena, el agua, la sal, la pimienta y el arroz, en la olla de cocción lenta. Tape y cocine a temperatura baja durante 6 a 8 horas. Agregue las alcaparras, suba el fuego a Alto y cocine por 10 minutos. Agregue la harina de maíz y el agua combinados, revolviendo durante 2-3 minutos. Sazone al gusto con sal y pimienta. Sirve sobre el arroz.

Pollo al limón

El jugo de limón fresco y el chile son acentos de sabor en este delicioso platillo.

Para 6

450 g / 1 libra de filetes de pechuga de pollo sin piel, en cubos
2 latas de 400 g / 14 oz de tomates picados
1 jalapeño u otra guindilla medianamente picante, finamente picada
2 dientes de ajo machacados
1 cucharadita de caldo de pollo instantáneo en gránulos o un cubo de caldo de pollo
2 cucharaditas de albahaca seca
350 g / 12 oz de floretes de brócoli
50–75 ml / 2–2½ onzas líquidas de jugo de limón
sal y pimienta negra recién molida
350 g / 12 oz de pasta de cabello de ángel o fideos, cocidos, calientes
queso parmesano recién rallado, para decorar

Combine todos los ingredientes, excepto el brócoli, el jugo de limón, la sal, la pimienta, la pasta y el queso, en la olla de cocción lenta. Tape y cocine a temperatura alta durante 4-5 horas, agregando el brócoli durante los últimos 20 minutos. Sazone al gusto con jugo de limón, sal y pimienta. Sirva sobre la pasta, espolvoreada con queso parmesano.

Pollo a la Sidra y Crema

El glamoroso plato de Carolyn Humphries requiere un esfuerzo mínimo. En su lugar, puede usar jugo de manzana o sidra.

Para 4 personas

450 g / 1 lb de verduras mixtas congeladas al vapor, como mazorcas de maíz dulce, zanahorias, judías verdes

100 g / 4 oz de champiñones frescos o en rodajas congelados

450 g / 1 libra de carne de pollo en cubitos

45 ml / 3 cucharadas de harina de maíz

sal y pimienta negra recién molida

2 cucharadas de hojuelas de cebolla seca

150 ml / ¼ pt de sidra semiseca

150 ml / ¼ pinta de caldo de pollo hirviendo

1 bolsita de ramo de garni

90 ml / 6 cucharadas de crema doble

arroz con mantequilla, para servir

2 cucharadas de perejil fresco o congelado picado

Ponga todos los ingredientes excepto la crema y el perejil en la olla de cocción lenta y mezcle bien. Tape y cocine a temperatura alta durante 3 horas o baja durante 6 horas. Deseche el bouquet garni y agregue la crema. Pruebe y vuelva a sazonar, si es necesario. Sirve sobre una cama de arroz con mantequilla, adornado con el perejil.

Pollo con Arroz de Espinacas

El arroz de espinacas es un sabroso acompañamiento de este plato al estilo francés.

Para 6

1 pollo entero, aproximadamente 900 g / 2 lb, cortado en trozos

250 ml / 8 fl oz de caldo de pollo

175 g / 6 oz de puré de tomate

8 tomates, sin semillas y picados en trozos grandes

1 cebolla picada

1 pimiento rojo pequeño, picado

50 g / 2 oz de champiñones, en rodajas

1 diente de ajo machacado

½ cucharadita de albahaca seca

½ cucharadita de estragón seco

½ cucharadita de orégano seco

una pizca generosa de nuez moscada recién rallada

2 calabacines en rodajas

40 g / 1½ oz de aceitunas negras sin hueso

1-2 cucharadas de harina de maíz

2 a 4 cucharadas de agua fría

sal y pimienta negra recién molida, al gusto

Arroz con espinacas (ver más abajo)

Combine todos los ingredientes, excepto los calabacines, las aceitunas, la maicena, el agua, la sal, la pimienta y el arroz con espinacas, en la olla de cocción lenta. Tape y cocine a temperatura baja durante 6 a 8 horas, agregando los calabacines y las aceitunas durante los últimos 20 minutos. Encienda el fuego a Alto y cocine por 10 minutos. Agregue la harina de maíz y el agua, revolviendo durante 2-3 minutos. Sazone al gusto con sal y pimienta. Sirva sobre arroz con espinacas.

Arroz con espinacas

Un arroz para todo uso que queda especialmente bien con platos mediterráneos.

Para 6

½ cebolla picada

aceite, para engrasar

275 g / 10 oz de arroz de grano largo

600 ml / 1 pinta de caldo de pollo

150 g / 5 oz de espinacas, en rodajas

Sofría la cebolla en una sartén mediana ligeramente engrasada hasta que esté tierna, 2-3 minutos. Agregue el arroz y el caldo y caliente hasta que hierva. Reduzca el fuego y cocine a fuego lento, tapado, hasta que el arroz esté tierno, aproximadamente 25 minutos, agregando las espinacas durante los últimos 10 minutos.

Pollo y Verduras a la Naranja

Tanto el jugo de naranja como la ralladura se utilizan para darle a esta cazuela un refrescante sabor cítrico. Sirva sobre arroz aromático.

Para 6

1.25 kg / 2½ lb de filetes de pechuga de pollo sin piel

375 ml / 13 fl oz de jugo de naranja

275 g / 10 oz de tomates, picados

250 g / 9 oz de papas, sin pelar y en cubos

2 cebollas en rodajas

2 zanahorias grandes, en rodajas gruesas

2 dientes de ajo machacados

½ cucharadita de mejorana seca

½ cucharadita de tomillo seco

2 cucharaditas de ralladura de naranja

1 ramita de canela (2,5 cm / 1 pulgada)

2 cucharadas de harina de maíz

50 ml / 2 fl oz de agua

sal y pimienta negra recién molida, al gusto

Combine todos los ingredientes, excepto la harina de maíz, el agua, la sal y la pimienta, en una olla de cocción lenta de 5.5 litros / 9½ pinta. Tape y cocine a temperatura baja durante 6 a 8 horas. Encienda el fuego a Alto y cocine por 10 minutos. Agregue la harina de maíz y el agua combinados, revolviendo durante 2-3 minutos. Sazone al gusto con sal y pimienta.

Pollo al Jengibre y Naranja con Calabaza

Cualquier calabaza de invierno, como la nuez o la calabaza, es apropiada para este plato fragante.

Para 6

700 g / 1½ lb de filetes de pechuga de pollo sin piel, en cubos

250 ml / 8 fl oz de caldo de pollo

400 g / 14 oz lata de tomates picados

120 ml / 4 fl oz de jugo de naranja

500 g / 18 oz de butternut u otra calabaza de invierno, pelada y cortada en cubos

2 papas harinosas, peladas y en cubos

2 cebollas pequeñas, picadas en trozos grandes

1 pimiento verde pequeño, picado grueso

2 dientes de ajo machacados

1 cucharada de ralladura de naranja

½ cucharadita de jengibre molido

120 ml de crema agria

1 cucharada de harina de maíz

sal y pimienta negra recién molida, al gusto

275 g / 10 oz de fideos o arroz basmati integral, cocido, caliente

Combine todos los ingredientes, excepto la crema agria, la harina de maíz, la sal, la pimienta y los fideos o el arroz, en una olla de cocción lenta de 5.5 litros / 9½ pinta. Tape y cocine a temperatura baja durante 6 a 8 horas. Agregue la crema agria y la harina de maíz combinadas, revolviendo durante 2 a 3 minutos. Sazone al gusto con sal y pimienta. Sirva sobre los fideos o el arroz.

Pollo Albaricoque

Mostaza de Dijon y mermelada de albaricoque dan sabor a la salsa de vino en esta cazuela.

Para 6

700 g / 1½ lb de filetes de pechuga de pollo sin piel, en cuartos

75 ml / 2½ onzas líquidas de caldo de pollo

75 ml / 2½ fl oz de vino blanco seco o caldo de pollo

90 g / 3½ oz de mermelada de albaricoque

1 zanahoria picada

1 rama de apio picado

4 cebolletas, en rodajas

2 cucharadas de mostaza de Dijon

1 cucharadita de romero seco, triturado

1 cucharadita de pimentón

50 g / 2 oz de petits pois congelados, descongelados

1-2 cucharadas de harina de maíz

2-3 cucharadas de agua

sal y pimienta negra recién molida, al gusto

100 g / 4 oz de arroz, cocido, caliente

Combine todos los ingredientes, excepto los guisantes, la harina de maíz, el agua, la sal, la pimienta y el arroz, en la olla de cocción lenta. Tape y cocine a temperatura alta durante 4-5 horas, agregando los guisantes durante los últimos 20 minutos. Agregue la harina de maíz y el agua combinados, revolviendo durante 2-3 minutos. Sazone al gusto con sal y pimienta. Sirve sobre el arroz.

Pollo con Frutos Secos

Las ciruelas pasas y los orejones añaden dulzura y profundidad de sabor a este plato de pollo. Si prefiere que la salsa sea un poco más espesa, agregue 1 a 2 cucharadas de harina de maíz combinada con 2 a 3 cucharadas de agua hacia el final de la cocción.

Para 4 personas

450 g / 1 lb de filetes de pechuga de pollo sin piel, en cubos (4 cm / 1½ pulg.)

300 ml / ½ pinta de caldo de pollo

2 cebollas pequeñas, finamente picadas

1 pimiento rojo pequeño, finamente picado

1 diente de ajo machacado

½ cucharadita de jengibre molido

1 hoja de laurel

200 g / 7 oz de pasas mixtas

175 g / 6 oz de ciruelas pasas deshuesadas, picadas en trozos grandes

175 g / 6 oz de albaricoques secos, picados en trozos grandes

2 a 4 cucharadas de ron ligero (opcional)

sal y pimienta negra recién molida, al gusto

175 g / 6 oz de arroz, cocido, caliente

Combine todos los ingredientes, excepto los frutos secos, el ron, la sal, la pimienta y el arroz, en la olla de cocción lenta. Tape y cocine a temperatura alta durante 4 a 5 horas, agregando los frutos secos y el ron durante las últimas 1½ horas. Desechar la hoja de laurel y sazonar al gusto con sal y pimienta. Sirve sobre el arroz.

Pollo al Vino Tinto con Champiñones

Basado en el clásico plato francés, coq au vin, esto es muy fácil de hacer. Sirva con crema de papas o arroz y ejotes.

Para 4 personas

un buen puñado de cebolla picada congelada o 1 cebolla fresca picada

10 ml / 2 cucharaditas de mantequilla blanda

100 g / 4 oz de lardons ahumados

4 pechugas de pollo sin piel

100 g / 4 oz de champiñones pequeños o 1 lata de 300 g / 11 oz de champiñones, escurridos

300 ml / ½ pinta de vino tinto

1 cucharada de puré de tomate

45 ml / 3 cucharadas de harina de maíz

2 cucharadas de brandy

250 ml / 8 fl oz de caldo de pollo hirviendo

5 ml / 1 cucharadita de azúcar en polvo

2,5 ml / ½ cucharadita de hierbas mixtas secas

sal y pimienta negra recién molida

perejil fresco picado, para decorar

Mezclar la cebolla con la mantequilla en la olla de cocción lenta. Espolvoree los lardons y luego agregue el pollo y los champiñones. Licue el vino con el puré de tomate y la maicena hasta que quede suave, luego agregue el brandy, el caldo, el azúcar y las hierbas. Vierta sobre el pollo y sazone con sal y pimienta. Tape y cocine a temperatura alta durante 3 horas o baja durante 6 horas hasta que la salsa esté rica y el pollo tierno. Revuelva bien. Pruebe y vuelva a sazonar, si es necesario. Adorna con un poco de perejil picado.

Veronique de pollo

Las uvas rojas y verdes sin semillas añaden sabor y color a este plato tradicional. Sirva sobre arroz aromático, como jazmín o basmati.

Para 4 personas

450 g / 1 libra de filetes de pechuga de pollo, cortados en cuartos a lo largo

300 ml / ½ pinta de caldo de pollo

50 ml / 2 fl oz de vino blanco seco (opcional)

50 g / 2 oz de puerro en rodajas finas (solo la parte blanca)

4 cebolletas

2 dientes de ajo machacados

¾ cucharadita de estragón seco

50 g / 2 oz de uvas rojas sin semillas, cortadas por la mitad

50 g / 2 oz de uvas verdes sin semillas, cortadas por la mitad

2 cucharadas de harina de maíz

50 ml / 2 fl oz de agua fría

sal y pimienta negra recién molida, al gusto

Combine todos los ingredientes, excepto las uvas, la harina de maíz, el agua, la sal y la pimienta, en la olla de cocción lenta. Tape y cocine a temperatura alta durante 4-5 horas, agregando las uvas durante los últimos 10 minutos. Agregue la harina de maíz y el agua combinados, revolviendo durante 2-3 minutos. Sazone al gusto con sal y pimienta.

Pollo al Estragón y Mostaza

El estragón anís a menudo se cocina con pollo, y aquí se combina con mostaza de Dijon para obtener un sabor dulce y picante.

Para 4 personas

450 g / 1 libra de filetes de pechuga de pollo sin piel, en cubos
250 ml / 8 fl oz de caldo de pollo
2 cebollas picadas, en rodajas
1 zanahoria grande, en rodajas
100 g / 4 oz de coles de Bruselas pequeñas, cortadas por la mitad
2 palitos de apio pequeños, picados
1-2 cucharadas de mostaza de Dijon
2 cucharaditas de estragón seco
2 cucharaditas de azúcar morena
1 cucharadita de jugo de limón
2 cucharadas de harina de maíz
50 ml / 2 fl oz de agua
sal y pimienta negra recién molida, al gusto
75 g / 3 oz de arroz, cocido, caliente

Combine todos los ingredientes, excepto la harina de maíz, el agua, la sal, la pimienta y el arroz, en la olla de cocción lenta. Tape y cocine a temperatura baja durante 6 a 8 horas. Encienda el fuego a Alto y cocine por 10 minutos. Agregue la harina de maíz y el agua combinados, revolviendo durante 2-3 minutos. Sazone al gusto con sal y pimienta. Sirve sobre el arroz.

Pollo con Miel y Mostaza

La mostaza de Dijon y la miel tienen un toque picante, agregando un toque de curry para darle un impulso a esta receta de pollo.

Para 4 personas

450 g / 1 libra de filetes de pechuga de pollo sin piel, en cubos
375 ml / 13 fl oz de caldo de pollo
225 g / 8 oz pequeños floretes de coliflor
2 cebollas picadas
1 zanahoria grande, en rodajas
2 cucharadas de miel
1 cucharada de mostaza de Dijon
1-2 cucharaditas de curry en polvo
1-2 cucharadas de harina de maíz
2 a 4 cucharadas de agua
sal y pimienta negra recién molida, al gusto
75 g / 3 oz de arroz, cocido, caliente

Combine todos los ingredientes, excepto la harina de maíz, el agua, la sal, la pimienta y el arroz, en la olla de cocción lenta. Cubra y cocine a temperatura alta durante 4 a 5 horas. Agregue la harina de maíz y el agua combinados, revolviendo durante 2-3 minutos. Sazone al gusto con sal y pimienta. Sirve sobre el arroz.

Curry chino de pollo, pimiento y maíz

Un curry suave rápido y fácil de Carolyn Humphries.

Para 4 personas

un buen puñado de cebolla picada congelada o 1 cebolla fresca
picada

1 cucharada de aceite de girasol

450 g / 1 libra de carne de pollo en cubitos

45 ml / 3 cucharadas de harina de maíz

1 pimiento fresco grande, en rodajas

100 g / 4 oz de mazorcas de maíz dulce frescas o congeladas

200 ml / 7 fl oz de caldo de pollo hirviendo

10 ml / 2 cucharaditas de ajo picado de un frasco o 2 dientes de ajo
picados

1 cucharada de curry suave en polvo

10 ml / 2 cucharaditas de azúcar morena clara

2 cucharadas de salsa de soja

sal

arroz, para servir

Mezclar la cebolla con el aceite en la olla de cocción lenta. Mezcle
el pollo en la harina de maíz y colóquelo en la olla de cocción lenta
con el resto de la harina de maíz. Esparcir la pimienta y las
mazorcas de maíz dulce. Licuar el caldo con todos los ingredientes
restantes y verter. Tape y cocine a temperatura alta durante 3

horas o baja durante 6 horas hasta que el pollo esté muy tierno y la salsa espesa. Revuelva suavemente, pruebe y vuelva a sazonar si es necesario. Sirva con una cuchara sobre el arroz.

Pollo agridulce con verduras

El pollo y las verduras se cocinan en sidra y se sazonan con miel y vinagre para darle un refrescante sabor agridulce.

Para 6

450 g / 1 libra de filetes de pechuga de pollo sin piel, en cubos

120 ml / 4 fl oz de sidra o jugo de manzana

130 g / 4½ oz de tomates picados enlatados

350 g / 12 oz de calabaza moscada o de invierno, pelada y cortada en cubos

175 g / 6 oz de papas harinosas, peladas y cortadas en cubos

175 g / 6 oz de batatas, peladas y cortadas en cubos

100 g / 4 oz de maíz dulce, descongelado si está congelado

150 g / 5 oz de chalotas picadas

½ pimiento rojo picado

2 dientes de ajo machacados

1½ cucharada de miel

1½ cucharada de vinagre de sidra

1 hoja de laurel

¼ de cucharadita de nuez moscada recién rallada

1 manzana pequeña para cocinar, pelada y cortada en rodajas

sal y pimienta negra recién molida, al gusto

100 g / 4 oz de arroz basmati, cocido, caliente

Combine todos los ingredientes, excepto la manzana, la sal, la pimienta y el arroz, en la olla de cocción lenta. Tape y cocine a temperatura baja durante 5-6 horas, agregando la manzana durante los últimos 20 minutos. Desecha la hoja de laurel. Sazone al gusto con sal y pimienta. Sirve sobre el arroz.

Pollo con Tomates y Frijoles

El vino resalta el sabor de los tomates en esta salsa para pollo. Es muy bueno si se sirve sobre polenta o arroz.

Para 6

700 g / 1½ lb de filetes de pechuga de pollo sin piel, en cubos

400 g / 14 oz lata de tomates picados

400 g / 14 oz lata de frijoles cannellini, escurridos y enjuagados

250 ml / 8 fl oz de caldo de pollo

120 ml de vino blanco seco o caldo de pollo extra

50 ml / 2 fl oz puré de tomate

175 g / 6 oz de champiñones, en rodajas

2 cebollas en rodajas

2 dientes de ajo machacados

2 cucharaditas de jugo de limón

1 hoja de laurel

½ cucharadita de orégano seco

¼ de cucharadita de tomillo seco

sal y pimienta negra recién molida, al gusto

Combine todos los ingredientes, excepto la sal y la pimienta, en la olla de cocción lenta. Tape y cocine a temperatura baja durante 6 a 8 horas. Desecha la hoja de laurel. Sazone al gusto con sal y pimienta.

Pollo con Cuscús

Esta receta de Carolyn Humphries tiene un sabor dulce y ardiente.

Para 4 personas

8 muslos de pollo sin piel pequeños o 4 grandes

4 rebanadas de panceta, cortadas por la mitad

un buen puñado de cebolla picada congelada o 1 cebolla fresca picada

2 puñados grandes de pimientos mixtos congelados en rodajas, o 1 pimiento rojo y 1 verde fresco, en rodajas

2,5 ml / ½ cucharadita de chiles picados de un frasco o copos de chiles secos

1 cucharada de azúcar morena clara

2,5 ml / ½ cucharadita de canela molida

una buena pizca de clavo molido

2,5 ml / ½ cucharadita de tomillo seco

10 ml / 2 cucharaditas de vinagre de vino tinto

300 ml / ½ pinta de caldo de pollo hirviendo

Sal y pimienta negra recién molida

225 g / 8 oz de cuscús

ensalada verde, para servir

Coloque el pollo, el cerdo, la cebolla, los pimientos y el chile en la olla de cocción lenta. Licuar todos los ingredientes restantes excepto el cuscús y verter, sazonar con un poco de sal y mucha pimienta. Tape y cocine a temperatura alta durante 4 horas o baja durante 8 horas hasta que todo esté tierno. Agregue suavemente el cuscús, vuelva a tapar y déjelo a temperatura baja durante 5 minutos mientras el cuscús absorbe el caldo. Esponja suavemente el cuscús con un tenedor y sírvelo en tazones. Acompaña con una ensalada verde.

Pollo con Verduras y Lentejas

Esta saludable cazuela combina pollo y lentejas con una mezcla de verduras. Sirva en tazones poco profundos.

Para 6

1 pollo (aproximadamente 1,5 kg / 3 lb), cortado en trozos

400 g / 14 oz lata de tomates picados

375 ml / 13 fl oz de caldo de pollo

175 g / 6 oz de lentejas marrones o Puy

1 rama de apio, en rodajas

1 zanahoria en rodajas

75 g / 3 oz de floretes de brócoli

1 cebolla picada

2 dientes de ajo machacados

½ cucharadita de mejorana seca

3 lonchas de tocino, cocidas hasta que estén crujientes y desmenuzadas

sal y pimienta negra recién molida, al gusto

Combine todos los ingredientes, excepto el tocino, la sal y la pimienta, en una olla de cocción lenta de 5.5 litros / 9½ pinta. Tape y cocine a temperatura baja durante 6 a 8 horas. Agrega el tocino. Sazone al gusto con sal y pimienta.

Pollo de la huerta con cuscús

Aprovecha las verduras de temporada, ya sean de cosecha propia o del mercado, para hacer esta cazuela, sustituyendo las verduras que haya en abundancia.

Para 6

1.25 kg / 2½ lb de filetes de pechuga de pollo sin piel, cortados por la mitad o en cuartos

375 ml / 13 fl oz de caldo de pollo

4 tomates medianos, picados en trozos grandes

225 g / 8 oz de zanahorias pequeñas, cortadas por la mitad

225 g / 8 oz de shiitake o champiñones en rodajas

2 cebollas, en rodajas gruesas

1 nabo en cubos

1 jalapeño pequeño u otro chile mediano picante, finamente picado

2 calabacines en rodajas

15 g / ½ oz de cilantro fresco, picado

sal y pimienta negra recién molida, al gusto

75 g / 3 oz de cuscús, cocido, caliente

Combine todos los ingredientes, excepto los calabacines, el cilantro, la sal, la pimienta y el cuscús, en una olla de cocción lenta de 5.5 litros / 9½ pinta. Tape y cocine a temperatura baja durante 6 a 8 horas, agregando los calabacines durante los últimos 30

minutos. Agregue el cilantro y sazone al gusto con sal y pimienta.
Sirve sobre el cuscús.

Pollo Fricassee

Los clavos y las hojas de laurel añaden un toque cálido y ligeramente exótico a este plato. En su lugar, se pueden utilizar las tradicionales hierbas de romero y tomillo, si lo prefiere.

Para 6

700 g / 1½ lb de filetes de pechuga de pollo sin piel, cortados por la mitad o en cuartos

400 ml / 14 fl oz de caldo de pollo

2 cebollas, cortadas en gajos

1 zanahoria grande, en rodajas

1 rama de apio grande, en rodajas

2 dientes de ajo machacados

16 clavos de olor enteros, atados en una bolsa de muselina

2 hojas de laurel

2 cucharadas de harina de maíz

50 ml / 2 fl oz de agua

1-2 cucharaditas de jugo de limón

sal y pimienta negra recién molida, al gusto

350 g / 12 oz fettuccine, cocido, caliente

Combine todos los ingredientes, excepto la harina de maíz, el agua, el jugo de limón, la sal, la pimienta y la pasta, en la olla de cocción lenta. Tape y cocine a temperatura baja durante 6 a 8 horas. Encienda el fuego a Alto y cocine por 10 minutos. Agregue la harina de maíz y el agua combinados, revolviendo durante 2-3 minutos. Deseche los clavos y las hojas de laurel. Sazone al gusto con sal y pimienta. Sirva sobre fettuccine.

Gumbo de pollo

El ajo, los pimientos y la okra hacen un gumbo delicioso y fácil de preparar.

Para 4 personas

450 g / 1 libra de pechuga de pollo, en cubos (2 cm / ¾ in)

400 g / 14 oz de tomates en lata

450 ml / ¾ pinta de caldo de pollo

2 cebollas picadas

½ pimiento rojo o verde, picado

2 dientes de ajo machacados

½ cucharadita de tomillo seco

¼ de cucharadita de hojuelas de chile picado

225 g / 8 oz de okra, cortada y cortada por la mitad

sal y pimienta negra recién molida, al gusto

75 g / 3 oz de arroz, cocido, caliente

Combine todos los ingredientes, excepto la okra, la sal, la pimienta y el arroz, en la olla de cocción lenta. Tape y cocine a temperatura baja durante 6 a 8 horas, agregando la okra durante los últimos 30 minutos. Sazone al gusto con sal y pimienta. Sirve sobre el arroz.

Pollo El Paso

Sirve este plato de pollo con tomates, maíz dulce y frijoles franceses sobre arroz, espolvoreado con totopos y queso.

Para 4 personas

450 g / 1 libra de filetes de pechuga de pollo sin piel, en cubos
2 latas de 400 g / 14 oz de tomates
400 g / 14 oz lata de frijoles pintos, escurridos y enjuagados
275 g / 10 oz de frijoles franceses, cortados en trozos cortos
225 g / 8 oz de maíz dulce
½ paquete de mezcla de condimentos para tacos
sal y pimienta negra recién molida, al gusto

Combine todos los ingredientes, excepto la sal y la pimienta, en la olla de cocción lenta. Tape y cocine a temperatura baja durante 6 a 8 horas. Sazone al gusto con sal y pimienta.

Lightning Source UK Ltd.
Milton Keynes UK
UKHW020640180621
385739UK00011B/598